Hashan Neumayer

Herstellung eines realistischen Nierenphantoms mittels 3D-Druck

Bachelorarbeit

Die Deutsche Nationalbibliothek verzeichnet diese Publikation in der Deutschen Nationalbibliografie; detaillierte Daten sind im Internet über http://dnb.de abrufbar.

---

tredition

Autor: Hashan Neumayer

ISBN 978-3-384-32744-4

Erstauflage, 64 Seiten

Druck und Distribution im Auftrag des Autors:
tredition GmbH, Heinz-Beusen-Stieg 5, 22926 Ahrensburg, Germany

Hashan Neumayer, Rottendorfer Str. 30d, 97074 Würzburg, Germany

---

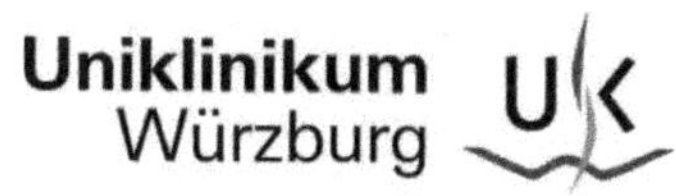

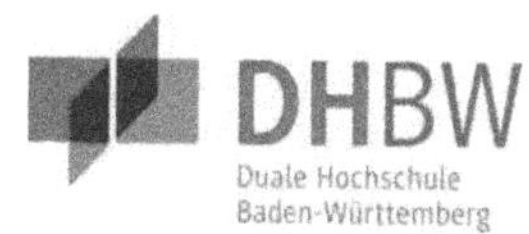

Herstellung eines realistischen Nierenphantoms mittels 3D-Druck

Bachelorarbeit

des Studienganges Medizintechnische Wissenschaften

an der Dualen Hochschule Baden-Württemberg Heidenheim

von

Hashan Neumayer

31.03.2019

Bearbeitungszeitraum	12 Wochen
Matrikelnummer, Kurs	4685589, GMW17
Ausbildungsfirma	Klinik und Poliklinik für Nuklearmedizin Universitätsklinikum Würzburg
Betreuer der Ausbildungsfirma	Prof. Dr. rer. nat. Michael Laßmann Dr. rer. nat. Johannes Tran-Gia
Gutachter der Dualen Hochschule	Prof. Dr. rer. nat. Wolfgang Weidemann

Zusammenfassung

In der modernen Nuklearmedizin spielen Radiopharmaka[1] eine bedeutende Rolle für die Diagnostik und Therapie von Krebserkrankungen. Etablierte Verfahren wie die PET/CT[2]- und SPECT/CT[3]-Bildgebung ermöglichen die Darstellung metabolischer Prozesse sowie der Verteilung eines Radiopharmakons im Patienten und damit eine effektive Diagnostik. Wichtig ist auch die Unterscheidung zwischen physiologisch intaktem Gewebe und pathologischen Strukturen, in denen sich der Radiotracer anders als in gesundem Gewebe verhält. Die Dosimetrie befasst sich mit der über den Zeitraum einer Therapie in den Risiko- aber auch in den Zielorganen aufgenommen Dosis. Besonders gefährdet ist bei vielen Therapien die Niere, da die applizierten Radionuklide häufig renal ausgeschieden werden. Daher ist es für eine optimale Therapiedosis unabdinglich, die über die Niere aufgenommene Aktivität möglichst gering bzw. unter einem vorgegebenen Grenzwert zu halten. Gleichzeitig sollte jedoch die applizierte Aktivität maximiert werden, um die Therapie möglichst effektiv zu gestalten. Trotz großer Fortschritte in der quantitativen SPECT/CT Bildgebung gibt es immer noch einige große Fehlerquellen bei der organbasierten Aktivitätsbestimmung. Eine Hauptfehlerquelle stellt der Partialvolumeneffekt dar, welcher durch die begrenzte Ortsauflösung der Bildgebung entsteht (v.a. die SPECT-Bildgebung mit einer Auflösung von mehreren Millimetern). Für die Korrektur des Partialvolumeneffektes werden oftmals segmentierte Organmodelle benötigt, an denen der Effekt der Bildgebung simuliert und auf Basis dessen korrigiert werden kann.

[1] Radioaktive Arzneimittel, welche in der nuklearmedizinischen Diagnostik und Therapie verwendet werden
[2] **P**ositronen-**E**missions-**T**omografie mit integrierter **C**omputer**t**omografie
[3] **S**ingle-**P**hoton-**E**missions-**C**omputer**t**omografie mit integrierter **C**omputer**t**omografie
[3] **C**omputer**t**omografie
[3] **M**agnet**r**esonanz**t**omografie
[3] Radiopharmakon zur Behandlung von neuroendokrinen Tumoren
[3] Radiopharmakon zur Behandlung des prostataspezifischen Membranantigens

Ziel der vorliegenden Arbeit war es ein realistischen Nierenphantom mittels 3D Slicer zu erstellen. Die Grundlage des Phantoms bildete ein zuvor registriertes venöses CT eines ausgewählten Patienten. Die in der venösen Phase mittels CT differenzierten Strukturen der Niere, bildeten die Basis eines Nierenphantom mit zwei separat befüllbaren Kompartimenten. Das 3D Phantommodell wurde mit Autodesk *Netfabb* erstellt und mit einem Desktop Stereolithographie-Drucker gedruckt. Mit Hilfe der SPECT/CT-Aufnahme dieses befüllbaren Modelles konnten wiederum Aussagen über die Beschaffenheit von Partialvolumeneffekten getroffen werden, was zu einer Verbesserung der Quantifizierung der SPECT/CT-Bildgebung führen kann. Durch eine genauere Bestimmung der individuellen Nierendosis könnten Therapiedosen zukünftig noch effektiver und im Optimalfall patientenspezifisch berechnet werden.

Summary

In modern nuclear medicine, radiopharmaceuticals play an important role in the diagnosis and treatment of cancer. Established methods such as PET/CT and SPECT/CT imaging enable the depiction of metabolic processes and the distribution of radiopharmaceuticals in the patient and thus ensure effective diagnostics. The differentiation between physiologically intact tissue and pathological structures, in which the radiotracer behaves differently than in healthy tissue, is also important. Dosimetry deals with the dose absorbed in the organs at risk as well as in the target organs in the course of the therapy. The kidney is particularly at risk in many therapies because the radionuclides applied are often excreted renally. It is, therefore, indispensable for an optimal therapeutic dose to keep the activity absorbed by the kidneys as low as possible or below a specified threshold value. At the same time, however, the applied activity should be maximized in order to make the therapy as effective as possible. Despite great progress in quantitative SPECT/CT imaging, there are still some major sources of error in organ-based activity determination. A major source of error is the partial volume effect caused by the limited spatial resolution of the standard nuclear medicine imaging modalities (especially SPECT imaging with a resolution of several millimeters). For the correction of the partial volume effect, segmented organ models are often required, for which the effect of the imaging process can be simulated and corrected.

The aim of this work was to create a realistic kidney phantom model using 3D Slicer. The foundation of the phantom was a previously registered venous CT of a patient for which additionally a SPECT/CT was available. The sub-organ structure of the kidney (medulla and cortex) which was segmented based on the venous phase CT which provided the base of a renal phantom with two separately fillable compartments. The 3D model was created with Autodesk *Netfabb* and 3D-printed with a desktop stereolithography printer (Formlabs *Form 2*). Combined with the SPECT/CT image of the underlying anatomy, statements could be made about the characteristics of partial volume effects and, thus, the quantitative accuracy of the SPECT/CT imaging could be further improved. By determining the individual kidney dose more precisely, therapy doses could be made even more effective in the future and, in the best case, even patient-specific.

Schlüsselworte

Nuklearmedizinische Bildgebung, Nierenvolumina, 3D-Modelle, 3D-Druck, SPECT/CT-Bildgebung

Keywords

Nuclear Medicine Imaging, Kidney Volumes, 3D Models, 3D Printing, SPECT/CT Imaging

Inhaltsverzeichnis

1. Einleitung

Die moderne Nuklearmedizin stellt aufgrund der Verwendung von Radiopharmaka[4] eine medizinische Fachrichtung mit direktem Bezug zur Physik dar, die sich derzeit in einem starken Wandel befindet. Während einige Radiopharmaka eine effektive Diagnose von Krebserkrankungen ermöglichen (z.B. die FDG-PET/CT-Bildgebung), werden andere Radiopharmaka v.a. für therapeutische Maßnahmen eingesetzt (z.B. Iod-131 für die Therapie des Schilddrüsenkarzinoms). In den vergangenen Jahren wurde eine Vielzahl von neuen Radiopharmaka entwickelt, welche auf einem immer besseren Verständnis biologischer und metabolischer Prozesse von Krebserkrankungen basieren. Aktuell befinden sich viele Radiopharmaka in der präklinischen und klinischen Erprobung. Eine wichtige Rolle spielt dabei die nuklearmedizinische Bildgebung, mit Hilfe derer die Verteilung und damit der Metabolismus eines systemisch verabreichten Radiopharmakons überwacht werden kann. Mit modernsten Verfahren (beispielsweise quantitative PET/CT[5]- und SPECT/CT[6]-Bildgebung) ist dabei sogar eine absolut quantitative Darstellung der Verteilung des Radiopharmakons im Patienten möglich.

Bei der nuklearmedizinischen Hybridbildgebung (PET/CT und SPECT/CT) werden zwei unterschiedliche Bildgebungsmodalitäten kombiniert, um eine möglichst genaue Quantifizierung und Lokalisierung des Radiopharmakons zu erreichen. Während bei der SPECT-Bildgebung einzelne aus dem Patienten emittierte Photonen mit Hilfe einer um die Patientenliege rotierenden Gammakamera detektiert werden, werden bei der PET-Bildgebung die durch Paarvernichtung entstehenden Photonenpaare in einem Detektorring detektiert. Beide Verfahren liefern eine dreidimensionale Darstellung der Verteilung – und damit des Metabolismus – des Radiopharmakons im untersuchten Bereich. Beide Modalitäten werden typischerweise durch computertomografische

---

[4] siehe Fußnote 1
[5] siehe Fußnote 2
[6] siehe Fußnote 3

Transmissionsaufnahmen ergänzt (CT[7]), was einerseits eine Umrechnung von Impulsen in Aktivitätskonzentration und damit eine Quantifizierung ermöglicht (z.B. durch eine effektive Schwächungskorrektur), zusätzlich aber auch eine Fusion der funktionellen SPECT- oder PET-Bilder mit den morphologischen CT-Bildern erlaubt, was eine Lokalisierung der aktiven Regionen deutlich vereinfacht. Zusätzlich ist durch kontrastmittelverstärkte CT-Aufnahmen eine noch weitere Differenzierung bestimmter anatomischer Strukturen möglich. Die SPECT- und PET-Bildgebung erlaubt die funktionelle Darstellung anatomischer Strukturen in Verbindung mit metabolischer Aktivität des Radiopharmakons innerhalb des zu untersuchenden Gewebes.

Besonders wichtig ist die Unterscheidung zwischen pathologischem Gewebe und physiologisch intakten Strukturen, welche zu einem gewissen Maße auch Radiotracer aufnehmen und dadurch geschädigt werden können. Aus diesem Grund ist es wünschenswert, die über den Zeitraum einer therapeutischen Anwendung in den Risikoorganen aufgenommene Dosis zu bestimmten, womit sich die sogenannte Dosimetrie befasst.

Die Niere ist ein besonders gefährdetes Organ, da die applizierten Radionuklide üblicherweise über diese ausgeschieden werden. Um eine optimale Therapiedosis zu erreichen ist es daher notwendig, die in der Niere aufgenommene Dosis unter vorgegebenen Grenzwerten zu halten (ähnlich denen der externen Radiotherapie), aber gleichzeitig die applizierte Aktivität zu maximieren, um die Dosis im Tumor möglichst hoch zu halten [1].

Obwohl die quantitative SPECT/CT-Bildgebung in den letzten Jahren durch die Einführung einer Vielzahl von Korrekturen (Streuung, Absorption, begrenzte Ortsauflösung, Totzeit, Bewegung) deutlich genauer geworden ist, gibt es dennoch einige Schwierigkeiten bei der Bestimmung der in einem Organ vorliegenden Aktivität. Einer der Hauptfehlerquellen ist der sogenannte Partialvolumeneffekt, bei dem die

[7] siehe Fußnote 4

Aktivitätsverteilung durch die begrenzte Ortsauflösung v.a. der SPECT-Bildgebung (ca. 7-25 mm je nach Kollimator) verbreitert und damit verfälscht wird [2]. Die meisten Verfahren der Partialvolumenkorrektur benötigen eine segmentierte Darstellung des zugrundeliegenden Organs (beispielsweise der Niere), welche üblicherweise anhand des zusätzlich aufgenommenen CTs angefertigt wird, welche alternativ aber auch anhand anderer Bildgebungsmodalitäten bestimmt werden kann [3].

Ziel der vorliegenden Arbeit war es daher, ein realistisches Modell für ein Nierenphantom auf Basis einer SPECT/CT-Messung eines Patienten zu erstellen. Als Grundlage für das Phantommodell diente ein diagnostischer CT-Datensatz, in welchem die Differenzierung von Nierenkortex und Nierenmark möglich war. Nach der Selektion eines Patienten wurden die Datensätze mittels der Software syngo.via (Siemens Healthineers) im DICOM-Format exportiert. Die exportierten Datensätze wurden mit 3D-Slicer weiterverarbeitet, welches viele Methoden für die Segmentierung bietet. In einem weiteren Schritt wurde mit Hilfe der Software Autodesk *Netfabb* ein druckbares Modell der Niere mit 2 getrennt befüllbaren Kompartimenten (Nierenkortex und -mark) erstellt, welche die anatomischen Feinheiten der venösen CT-Aufnahme wiedergeben. Das Nierenphantom wurde mittels des Desktop SLA-Druckers *Form 2* (Formlabs GmbH) hergestellt. Das Objekt wurde hierfür in mehrere Komponenten unterteilt, welche nach Vollendung des Drucks manuell zusammengefügt wurden. Das hierbei entstandene Nierenphantom wurde, nach erfolgreicher Dichtheitsprüfung, im Rahmen einer SPECT/CT-Messung gemessen (Radionuklid: Lu-177), und mit der Patientenmessung verglichen. Wie in [5] beschrieben, kann damit der Partialvolumeneffekt untersucht bzw. verschiedene Korrekturen validiert werden. Dies stellt einen wichtigen Schritt hin zu einer möglichst genauen Bestimmung der Nierendosis dar, wodurch zukünftig Therapiedosen möglichst effektiv bestimmt werden könnten.

2. Material und Methoden

2.1 Für die Segmentierung medizinischer Bilddaten verwendete Software

Für die Segmentierung wurde in der gesamten Arbeit die Software 3D Slicer (Version 4.10.1) verwendet. Dabei handelt es sich um eine Open-Source-Software für die Visualisierung und Weiterverarbeitung medizinischer Bilddateien verschiedener Modalitäten (beispielsweise im DICOM[8]-Format). Das Programm wurde mit Unterstützung des nordamerikanischen NIH[9] und einer weltweiten Entwicklergemeinde über 2 Jahrzehnte hinweg immer weiterentwickelt. Aufgrund der fehlenden Zertifizierung wird das kostenlose Bearbeitungstool derzeit jedoch hauptsächlich in der klinischen Forschung eingesetzt. Im Folgenden werden die für diese Arbeit relevanten Funktionen der Software kurz vorgestellt. Für ausführlichere Beschreibungen sei an dieser Stelle auf [6, 7, 8] verwiesen.

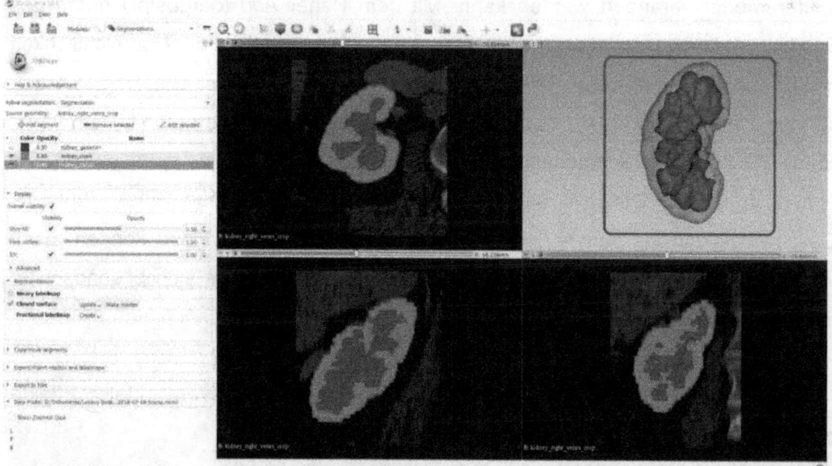

Abbildung 1: 3D Slicer Benutzeroberfläche. Im den Sichtfenstern sieht man die 3 zueinander senkrechten Schnittbilder sowie die Segmentierung (blauer Rahmen). Eine detailliertere Beschreibung der Modulleiste links findet sich in Abb. 2.

[8] Digital Imaging and Communications in Medicine
[9] National Institutes of Health

Die Oberfläche der Software inklusive eines segmentierten Nierenpaares ist in Abb. 1 zu sehen. Zur Segmentierung der Volumina wurde das Modul *Segment Editor* verwendet (Abb. 2A). Mit dem Begriff der Segmentierung soll im Folgenden die Abgrenzung der gewünschten anatomischen Strukturen vom Rest des untersuchten Volumens bezeichnet werden. Der *Segment Editor* enthält verschiedene Tools, welche eine Segmentierung auf unterschiedliche Weise ermöglichen. Einige Tools erlauben das Markieren der Strukturen in ähnlicher Weise wie bei den Programmen Photoshop (Adobe Systems) oder GIMP (GIMP-Team). Im Gegensatz zu den erwähnten Bildverarbeitungssoftwares, die auf zweidimensionalen Pixeln arbeiten, geschieht dies jedoch in diesem Fall aufgrund der dreidimensionalen Natur der Bilddaten anhand von Voxeln[10]. Dennoch erfolgt die Darstellung anhand von zweidimensionalen Schnittbildern (transversal, sagittal und koronal). Unter dem Panel *Segmentation* können verschiedene Segmentierungen generiert und editiert werden. Mit Hilfe des *Master Volume* wird das zu segmentierende Volumen ausgewählt, welches jedoch später wieder verändert werden kann. Mit dem Panel *Add* (dargestellt durch das Symbol „+") können neue Segmente hinzugefügt werden, welche der Übersichtlichkeit halber mit verschiedenen Farben und Durchsichtigkeitslevels angezeigt werden können. Unter *Remove („–")* können diese ggf. wieder entfernt werden. Mit dem Panel *Show 3D* kann die Segmentierung im 3D Fenster angezeigt werden, wobei eine Aktivierung oder Deaktivierung der 3D-Visualisierung keinen Effekt auf die Geschwindigkeit des Segmentierungsvorgangs hat. Mit *Undo/Redo* können zuvor verwendete Effekte entfernt oder wiederhergestellt werden, was sich besonders für das Experimentieren mit unterschiedlichen Effekten eignet.

Nachfolgend werden die in dieser Arbeit für die Segmentierung verwendeten Effekte beschrieben:

- Der *Paint*-Effekt erlaubt die Markierung eines mit der Maus gemalten Bereichs. Dabei kann die Größe des Pinsels durch einen auswählbaren Radius (Einheit: mm) festgelegt werden.

---

[10] Bildpunkt in einem dreidimensionalen Volumen

- Der *Erase*-Effekt funktioniert wie der *Paint*-Effekt, jedoch wird dabei der gemalte Bereich aus dem aktiven Segment entfernt.
- Der *LevelTracing*-Effekt erzeugt eine Umrandung in einem Bereich, in welchem alle Voxel den gleichen Wert besitzen wie das zu diesem Zeitpunkt mit dem Mauscursor anvisierte Voxel.
- Beim *Fill-between-Slices*-Effekt wird ein komplettes 3D-Modell durch Interpolation zwischen den segmentierten Schichten erstellt.

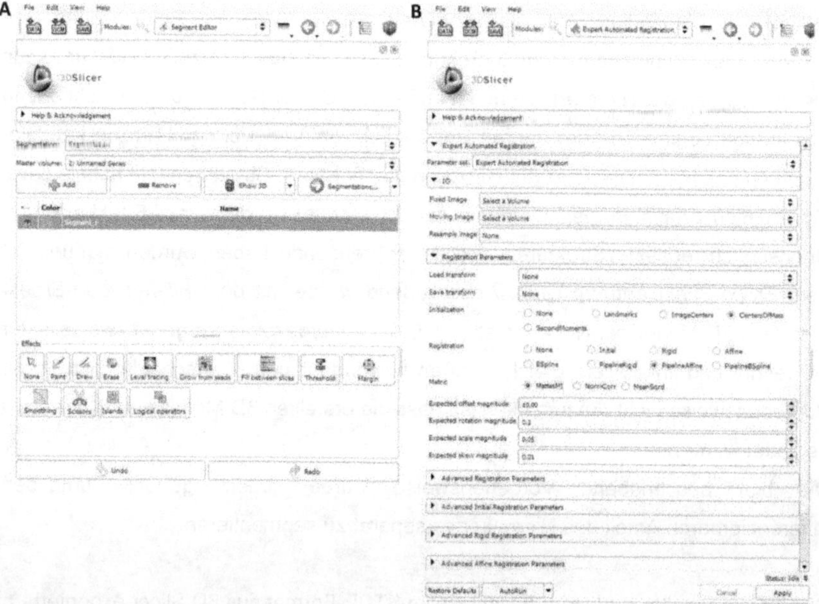

Abbildung 2: Zu sehen ist das vergrößerte Modul *Segment Editor* (A) sowie das Modul *Expert Automated Registration*.

2.2 Beschreibung des Segmentierungsverfahren

Zunächst wurde die selektierte Patientendatei mittels syngo.via (Siemens Healthineers) pseudonymisiert und im DICOM-Format exportiert. Anschließend wurde die Bilddatei mittels einer Kombination mehrerer Elemente und Effekte des Moduls *Segment Editor* segmentiert (siehe Abb. 3).

Zunächst wurde im Panel *Master Volume* das zu segmentierende Volumen ausgewählt (Darstellung der zu segmentierenden Niere am Polus superior in transversaler Schnittebene, Abb. 3, Schritt 1). Mit dem Effekt *Level Tracing* wurde nun die Umrandung der Niere erfasst und markiert (2). Dieser Schritt wurde anschließend von kranial beginnend vom oberen Pol bis zum unteren Pol der Niere in kaudaler Richtung und in transversaler Schnittebene durchgeführt. Strukturen, die mittels *Level Tracing* nicht erfasst wurden, wurden zusätzlich manuell mit dem *Paint*-Effekt markiert. Unerwünscht erfasste Strukturen, wie die angrenzende Leber, wurden manuell mit dem *Erase*-Effekt entfernt (3-5). Anschließend wurde mit dem *Fill-between-Slices*-Effekt ein 3D-Modell der Niere erstellt (6). Die hier aufgezeigte Vorgehensweise ist für die rechte und linke Niere gleichermaßen anwendbar und unterscheidet sich in der Vorgehensweise nicht. Anzumerken ist, dass die erstellten 3D-Modelle der Niere nicht geglättet wurden.
Die hier beschriebene Vorgehensweise wurde zudem genutzt, um den differenzierbaren Anteil des Nierenkortex separat zu segmentieren.

Die Nierenmodelle wurden im Anschluss im STL[11]-Format aus 3D Slicer exportiert.

---

[11] Stereolithografie-Format

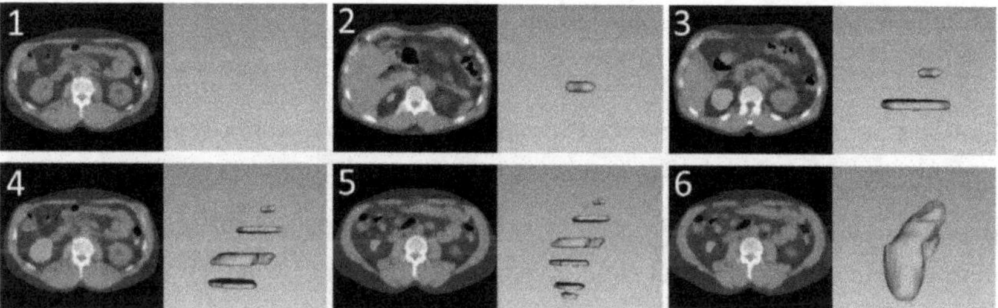

Abbildung 3: Darstellung des *Level Tracing* und des *Fill-between-Slices*-Effektes. Der Reihe nach: 1. Transversale Ansicht ohne Segmentierung. 2. Beginn der Segmentierung der rechten Niere am Polus Superior. 3. Fortführung der Segmentierung nach inferior. 4. Markierung weiterer Schichten. 5. Markierung der letzten Schicht am unteren Nierenpol. 6. Nach Ausführung des *Fill-between-Slices* erhält man ein vollständiges Nierenmodell.

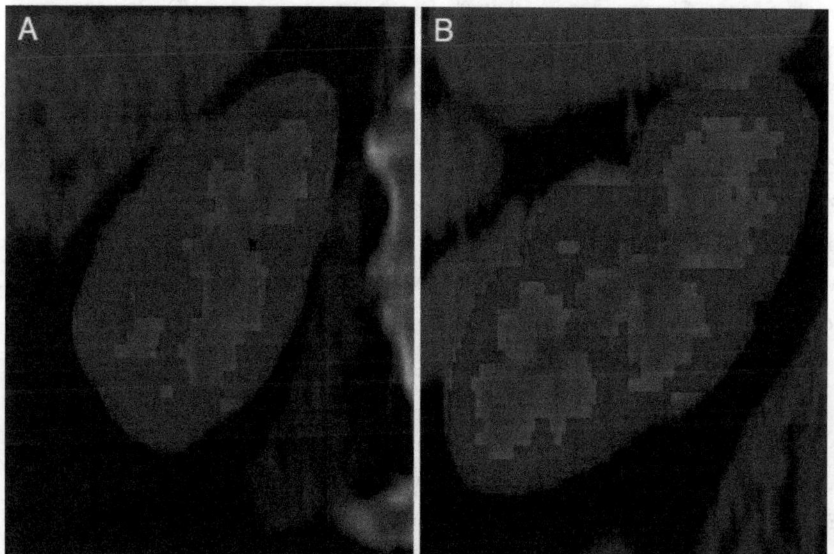

Abbildung 4: Sagittale (A) und koronale Ansicht (B) zur Überprüfung der Segmentierung (Screenshot aus 3D Slicer).

2.3 Beschreibung der Bildregistrierung

Die Registrierung unterschiedlicher Bildgebungsmodalitäten wurde ebenfalls mit Hilfe von 3D Slicer (Modul *Expert automated Registration*) durchgeführt (Abb. 2B). Zunächst wurden mit Hilfe des Moduls *Crop Volume* beide Nieren ausgeschnitten. Anschließend wurde im Modul *Crop Volume* unter der Einstellung *IO→Input Volume* ggf. das zu bearbeitende Volumen ausgewählt (bei einem neu geladenen Datensatz sollte automatisch das richtige Volumen ausgewählt sein).

Unter der Einstellung *IO→Input ROI* wurde die Option *Create new AnnotationROI* ausgewählt. Dadurch wird ein veränderbares VOI angezeigt, welches in allen 3 anatomischen Ebenen angezeigt wird. Durch Anpassung der VOI-Begrenzungen wurde anschließend die Niere ausgeschnitten. Dabei wurde darauf geachtet, dass die Nieren vollständig abgebildet und keine Strukturen abgeschnitten wurden.

Zur Begrenzung der Schnittumrandung dienten am Polus superior die Leber und das Zwerchfell. Am unteren Nierenpol wurde die Niere auf Höhe der Lendenwirbelkörper abgeschnitten. Unter der Einstellung *IO→Output Volume* wurde die Option *Create new Volume* ausgewählt, um anschließend den Bildausschnitt zu erzeugen. Im Panel *Interpolation* wurden folgende Optionen gewählt:

- *Interpolated cropping*: on
- *Spacing scale*: 1.00x
- *Interpolator*: B-Spline

Durch Klicken auf den *Apply*-Button entstand der gewünschte Ausschnitt der Niere. Somit wurde für jede Modalität ein Ausschnitt beider Nieren für die Bildregistrierung erstellt. Im Anschluss wurden die Bildausschnitte in 3D Slicer geöffnet.

Im Modul *Volumes* wurden unter der Option *Active Volumes* beide Volumen einzeln geöffnet und Im Panel *Volume Information* durch das Klicken des *Center-Volume-*

Buttons zentriert. Dieser Schritt wurde vor der Anwendung der Registrierung durchgeführt.

Im Modul *Expert Automated Registration* wurde unter dem Panel *IO* als *Fixed Image* das Volumen der Niere aus dem Schwächungskorrektur CT gewählt. Unter *Moving Image* wurde das Volumen der zu registrierenden Niere ausgewählt (Nierenausschnitte des venösen CT). Unter der Einstellung *Resample image* wurde die Option *Create new Volume* ausgewählt. Im Panel *Registration Parameters* wurden folgende Einstellungen getroffen:

- *Initialization: none*
- *Registration: PipelineAffine*
- *Metric: MattesMI*

Durch Klicken auf *Apply* wurde anschließend die Registrierung durchgeführt.

2.4 Durchgeführter Segmentierungsprozess

Für die Segmentierung wurde ein in venöser Phase aufgenommenes, kontrastmittelverstärktes Abdomen-CT eines Patienten, von dem zusätzlich eine SPECT/CT-Aufnahme nach nuklearmedizinischer Therapie vorlag, ausgewählt (Schichtdicke: 3mm). Bei venösen CTs ist eine visuelle Differenzierung von Nierenkortex und Nierenmark meist gut möglich (Abb. 5 und 6). Dieses wurde auf das Schwächungs-CT der zugehörigen posttherapeutischen SPECT/CT-Aufnahme des Patienten registriert. Zunächst wurden Ausschnitte von der beiden Nieren erstellt, die genau verwendete Abfolge der einzelnen Arbeitsschritte mittels 3D Slicer lässt sich unter 2.3 nachlesen. Im Anschluss wurde das venöse CT wie in 2.3 beschrieben auf das Schwächungs-CT registriert.

Im Anschluss wurden auf Basis der registrierten venösen CT-Aufnahme die Nieren mit 3D Slicer segmentiert. Die hierbei verwendete Segmentierungsmethode wurde bereits in 2.2 beschrieben. Die Nieren wurden zunächst als Ganzes segmentiert, somit enthielt diese Segmentierung sowohl den Nierenkortex als auch die medullären Anteile der Niere. In einem weiteren Schritt wurde der Nierenkortex separat segmentiert. Somit entstanden pro Niere 2 Segmentierungen: I) die gesamte Niere, II) nur die Nierenrinde. Die entstandenen Segmentierungen wurden nicht geglättet im STL-Dateiformat aus 3D Slicer exportiert.

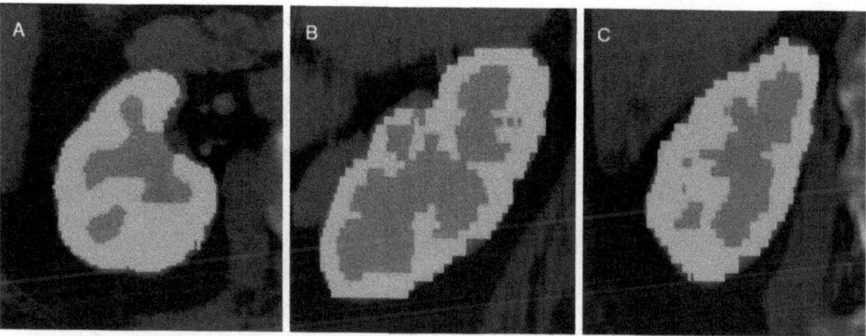

Abbildung 5: Die grüne Umrandung zeigt die Segmentierung des Nierenkortex, die rote Umrandung zeigt die medullären Anteile in den 3 anatomischen Schnittebenen: A: Transversale Ebene. B: Sagittale Ebene. C: Koronale Ebene (Screenshot aus 3D Slicer).

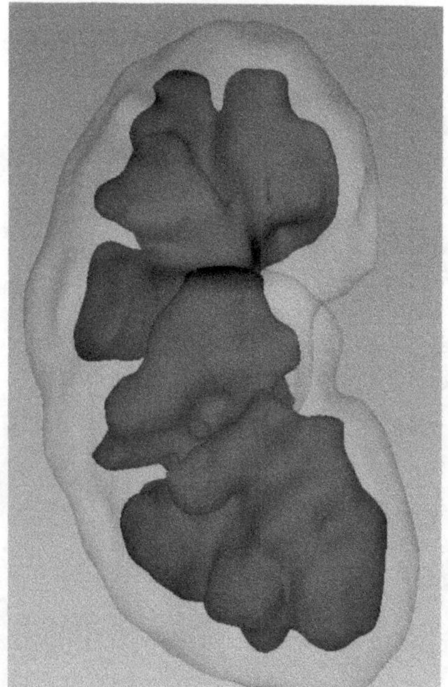

Abbildung 6: Die durchsichtige Struktur zeigt den Nierenkortex, das lilafarbene innere 3D-Modell stellt die Nierenmedulla dar (Screenshot aus 3D Slicer).

2.5 Umwandlung der segmentierten Volumina in 3D-Modelle

Die Softwareanwendung *Netfabb* Premium 2019 (Autodesk) dient der Bearbeitung und Erstellung von 3D Modellen. Die Software bietet vielfältige Möglichkeiten, 3D Konstruktionen zu erstellen und modifizieren (Abb. 7). Die in Autodesk *Netfabb* verwendeten Funktionen werden nachfolgend beschrieben.

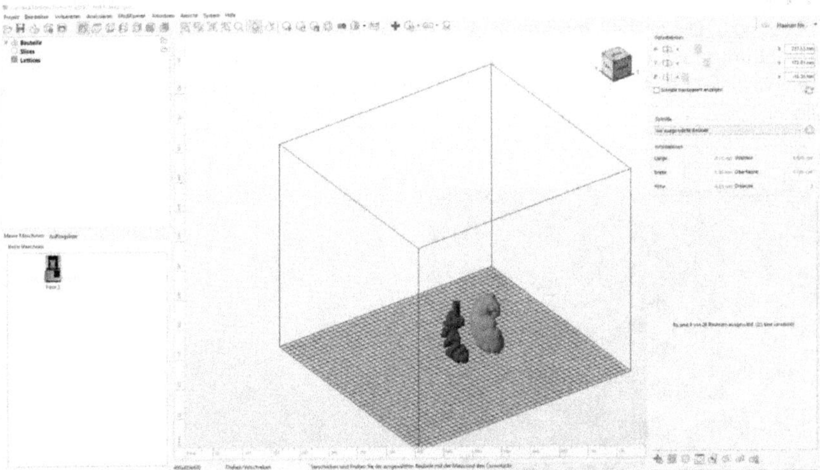

Abbildung 7: Darstellung der Benutzeroberfläche von *Netfabb* Premium, mit den 3D Modellen (Medulla sowie ganze Niere) auf der Konstruktionsplattform (Screenshot aus *Netfabb*).

Die mit Hilfe des Programms 3D Slicer zuvor segmentierten Volumina des Nierenkortex sowie der gesamten Niere (Nierenkortex mit Nierenmark) wurden im STL-Dateiformat in das Programm *Netfabb* importiert und dort bearbeitet. Zunächst wurden beide Segmentierungen der rechten Niere modifiziert und zu Hohlkörpern mit einer Wandstärke von 1 mm umgewandelt (Abb. 8A). Dies wurde unter dem Menüpunkt *Modifizieren → Hülle erzeugen* gemacht. Hierbei wurden folgende Einstellungen verwendet:

- *Wandstärke*: 1,000 mm (*hohles Bauteil*)
- *Bauteil erzeugen*
- *Genauigkeit*: 0,400 mm
- *Ergebnis Glätten*
- *Original Bauteil behalten*

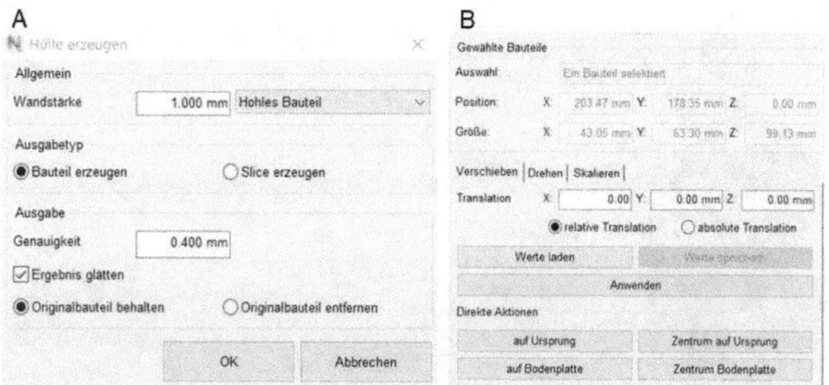

Abbildung 8: Darstellung der Menüpunkt in *Netfabb*. A: Optionen zur Erstellung von Hohlkörpern. B: Optionen zum Verschieben von Bauteilen.

Beide Segmentierungen wurden auf dem virtuellen Bauraum zentral angeordnet (Abb.10) und überlagert (Abb. 11), siehe unter Menüpunkt *Anordnen → Verschieben → Zentrum Bodenplatte* (Abb. 8B). Diese Szene bildet die Grundlage der folgenden Bearbeitungsschritte: Durch die komplexe Struktur beider segmentierter Volumina wurde ein Modell aus 3 Einzelteilen für den späteren Druck erstellt, da: i) interne Stützen in den Kompartimenten ansonsten nicht zu entfernen wären, und ii) um Druck-Limitationen wie beispielsweise Überhänge zu vermeiden. In einem weiteren Schritt wurden durch Verwendung Boolescher Operatoren Rohre für die Befüllung sowie ein Zylinder für die Befestigung eingebracht unter der Menüleiste *Modifizieren → Bool'sche Operation*. Hierbei wurden folgende Einstellungen gewählt (Abb. 9):

- *Degenerierte Dreiecke entfernen; Toleranz:* 0,0010mm
- *Kleine Shells filtern; Toleranz:* 0,0010cm³
- *Je nach* Aktion wurde zwischen *Vereinigung, Subtraktion* oder *Intersektion* der Bauteile gewählt (Abb. 9)

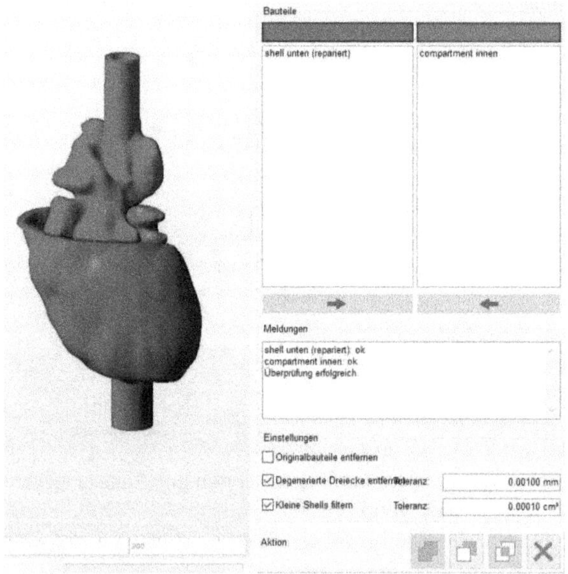

Abbildung 9: Optionen zu Booleschen Operatoren. Darstellung als 3D-Visualisierung. Das rote Bauteil wird in dieser Szene vom grünen Bauteil abgezogen. Im rechten Fenster lassen sich die Bauteile in Addition (grün) oder Subtraktion (rot) verschieben.

Der äußere Hohlkörper wurde zentral in der z-Ebene nach außen hin auf eine Wandstärke von 2-3 mm verstärkt (Abb. 10). Diese Fläche diente später als Klebefläche für den später in zwei Teilen gedruckten Nierenkortex. Anschließend wurde der Hohlkörper im Bereich der Verstärkung in der z-Ebene zerschnitten, wodurch der Kortex in einen oberen und einen unteren Teil separiert wurde. Der verstärkte Bereich ermöglichte somit ein passgenaues Zusammenkleben. Das befüllbare Volumen des äußeren Hohlkörpers wurde durch die Verstärkung nicht beeinträchtigt, da diese nach außen gerichtet ist. Im oberen Teil des Kortex findet sich neben dem Befüllungsrohr des äußeren Kompartiments eine Aussparung, in welche das innere Kompartiment gesteckt und an den Schnittflächen verklebt wird (siehe Abb. 12 und 13).

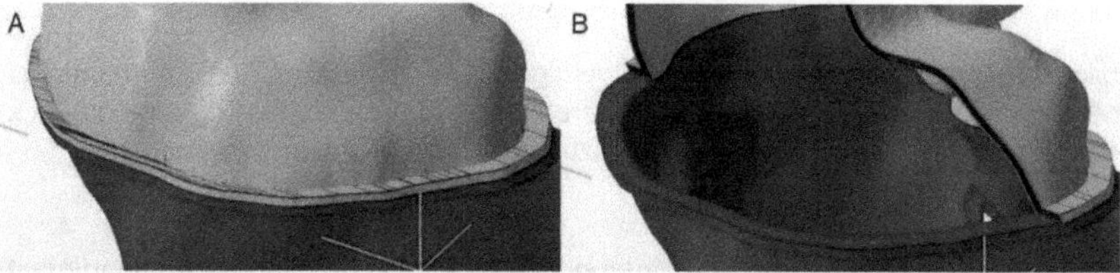

Abbildung 10: Verstärkung des äußeren Kompartimente fürs Zusammenkleben. A: Bildausschnitt zur Darstellung der Verstärkungsflächen des äußeren Kompartiments. B: Virtueller Schnitt in x-Ebene zeigt die Verstärkung.

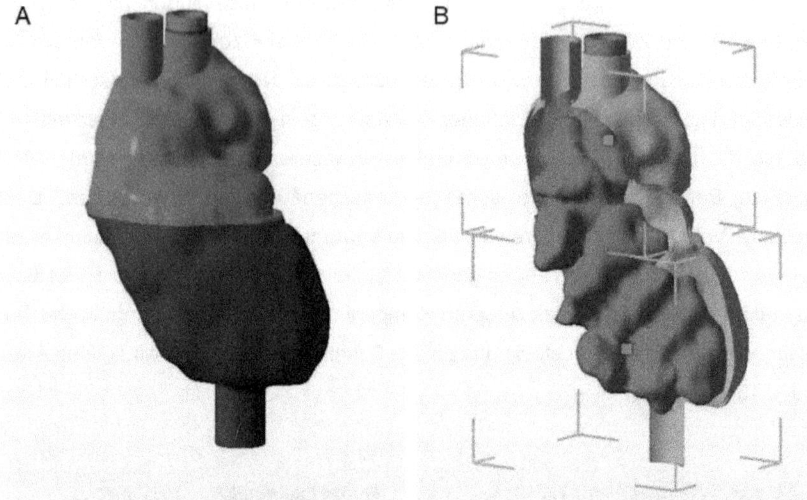

Abbildung 11: Veranschaulichung der Überlagerung des äußeren Kompartiments mit der Nierenmedulla. A: Darstellung des Nierenkortex. B: Schnitt des Nierenkortex in x Ebene, um die darin liegende Medulla freizulegen (Screenshot aus *Netfabb*).

Nach Einbringung des inneren Kompartiments (Medulla) in das äußere Kompartiment (Kortex) kann das innere Kompartiment an den Verstärkungsflächen passgenau mit dem äußeren verklebt werden. Die so entstandenen Modelle wurden wieder als STL-Dateien exportiert und anschließend mit der vom Hersteller bereitgestellten Drucksoftware *PreForm* weiterverarbeitet.

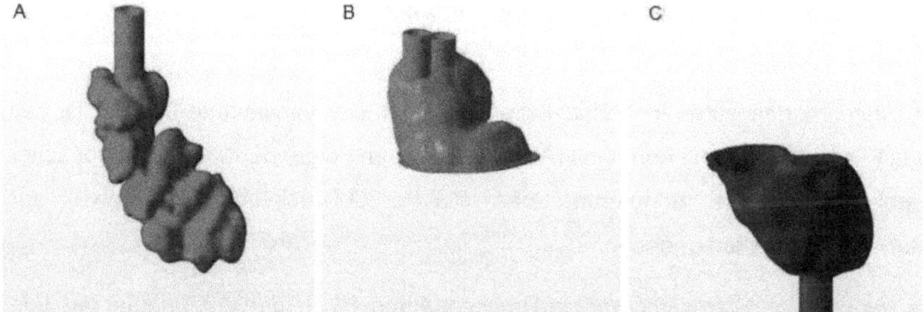

Abbildung 12: Ansicht der Druckkomponenten in *Netfabb*. A: Medulla mit Befüllrohr (rot). B: Oberer Teil des Nierenkortex. C: Unterer Teil des Nierenkortex (Screenshot aus *Netfabb*).

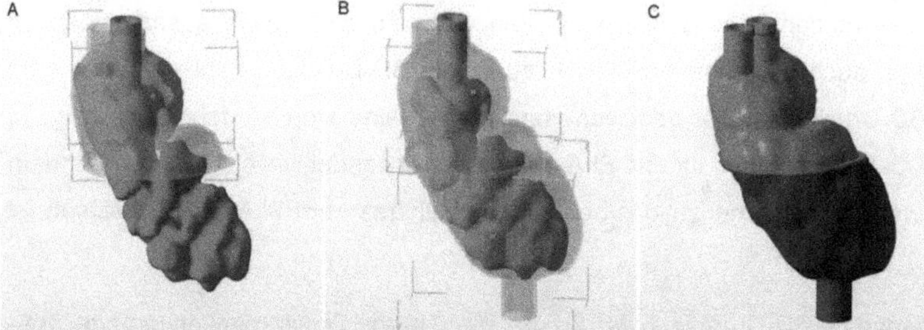

Abbildung 13: Zusammensetzung der einzelnen Druckkomponenten. A: Einbau der Medulla (rot) in die obere Hülle (orange transparent). B: Das Volumen zwischen innerem und äußerem Kompartiment bildet als Gesamtheit den äußeren Kortex (orange transparent). C: Gesamtes Modell (Screenshot aus *Netfabb*).

2.6 3D-Druck mit dem Stereolithografie-Verfahren

Das Nierenmodell wurde in 3 Einzelteilen gedruckt. Der verwendete Drucker ist das Modell *Form 2* der Firma Formlabs (Abbildung 14). Im Folgenden wird ein historischer Überblick und eine Erläuterung des SLA[12] 3D-Druckverfahrens sowie der Materialeigenschaften gegeben.

Das verwendete Stereolithographie-Druckverfahren ist in den 1970er Jahren von Hideo Kodama beschrieben worden. Es bezeichnet ein Verfahren, durch welches photosensible Polymere mithilfe von ultraviolettem Licht gehärtet werden. Der Begriff der Stereolithographie wurde durch das von Charles W. Hull angemeldete Patent im Jahr 1986 geprägt. Hull beschrieb das SLA-Verfahren als die Erzeugung von 3D-Objekten durch den Druck dünner Schichten, welche unter UV Licht aushärten. Durch Hull wurde auch die kommerzielle Nutzung des 3D-Druckes etabliert. Unter dem Begriff 3D-Druck bzw. der additiven Herstellung[13] sind viele Verfahren geläufig. In dieser Arbeit wird jedoch nur das SLA-Verfahren verwendet, welches auch unter dem Begriff „vat photopolymerization“ bekannt ist (näheres zum SLA-Druckverfahren ist unter [10] zu finden).

Der verwendete 3D-Drucker *Form 2* nutzt die „Upside-Down“ bzw. invertierte SLA-Druckmethode. Beim invertierten SLA-Verfahren wird ein Harztank mit durchsichtigem Boden verwendet. Dieser besteht aus einem flexiblen, nicht haftenden Material. Durch das kontrollierte Absenken der Konstruktionsplattform in den Harztank wird das Harz auf dem elastischen Boden schichtweise gehärtet. Unterhalb des Harztankes befindet sich ein System aus Spiegelgalvanometern, welche für eine genaue Koordination des UV-Lasers sorgen.

Durch vertikale und horizontale Bewegungen wird die entstandene gehärtete Schicht vom Boden des Harztanks gelöst, und frisches Harz fliest nach. Dieser Vorgang wird – Schicht für Schicht – solange durchgeführt, bis das vollständige Modell an der

---

[12] Stereolithographie

[13] englisch: Additive Manufacturing

Druckplattform haftet. Um diesen Prozess optimal zu unterstützen, wird der Harztank beheizt. Zudem sorgt ein Wischer im Harztank durch horizontale Bewegungen zwischen dem Härten der einzelnen Schichten für eine optimale Zirkulation des Harzes im Tank.

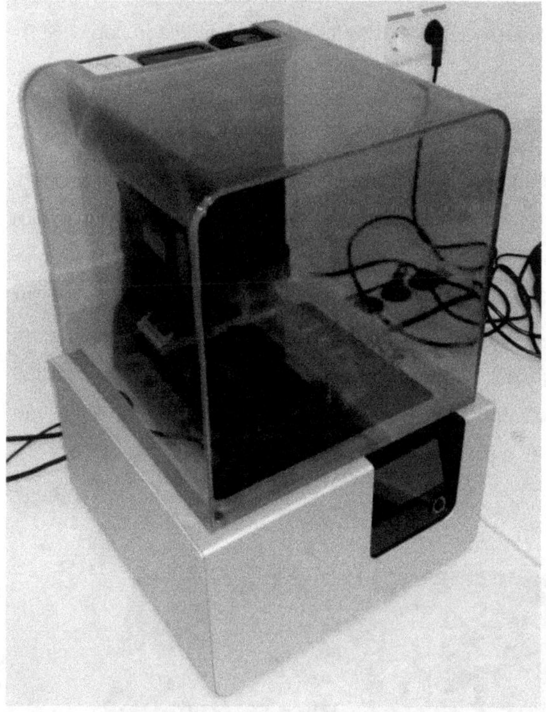

Abbildung 14: Verwendeter 3D Drucker *Form 2*.

Das invertierte SLA-Verfahren bietet den Vorteil, dass auch große Strukturen druckbar sind. Das Volumen der erstellten Struktur kann das Volumen des Harztankes um ein Mehrfaches übertreffen, das maximale Druckvolumen eines Objektes für das Modell *Form 2* sind 145/145/175 mm. Dennoch ist für den Druck nur eine überschaubare

Harzmenge im Tank erforderlich. Über eine im Drucker befindliche Harzkartusche wird für einen kontinuierlichen Füllstand des Harzes im Tank gesorgt. Dies bedeutet eine deutliche Vereinfachung der Handhabung und Reinigung des Druckers. Die verwendeten Materialien können eine Vielzahl von funktionalen Eigenschaften besitzen. Für den Druck muss das Material die Eigenschaft der Photopolymerisation besitzen. Die Harze bilden unter Einwirkung eines Lasers Polymere. Diese wachsen von Oligopolymeren zu Polymerketten an, welche die Grundlage des SLA-Druckverfahrens bilden.

Die invertierte SLA-Methode unterliegt jedoch auch einigen inhärenten Limitationen: Das Bauvolumen ist durch wirkende Schälkräfte beschränkt. Außerdem werden in den meisten Fällen für den Druck eines Modells Stützstrukturen benötigt. Sie sorgen beim invertierten Druckverfahren für die Stabilisierung von Überhängen. Mithilfe der Software PreForm (Abb. 16), welche speziell für den *Form 2* konzipiert wurde, können Stützstrukturen automatisch generiert werden; diese können jedoch auch manuell erstellt werden (Abb. 17). Nach fertiggestelltem Druck müssen diese mit Hilfe von geeigneten Werkzeugen manuell entfernt werden (Abb. 15).

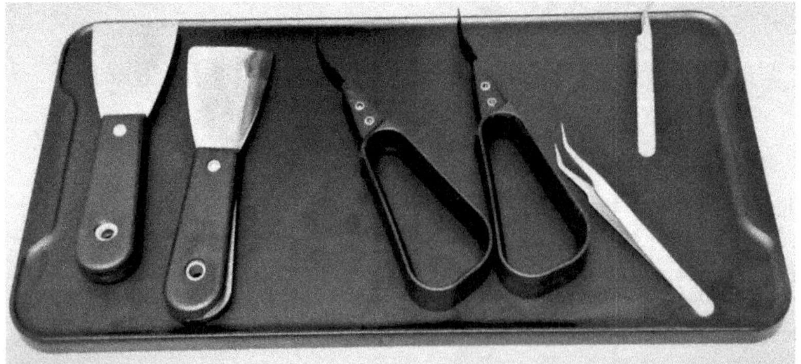

Abbildung 15: Werkzeuge zur Entfernung von Stützstrukturen (von rechts nach links) Spatel, Hebelwerkzeuge, Pinzetten.

Ein weiteres Merkmal des SLA Druckverfahrens ist die Möglichkeit, filigrane und komplexe Strukturen zu drucken, welche eine hohe Auflösung haben. Die minimale Strukturgröße in x-y-Richtung beim Form 2 beträgt 150 µm. Die Auflösung in der z Ebene variiert zwischen den unterschiedlichen Harztypen, und lässt sich mit 25 µm, 50 µm oder 100 µm beim Druck einstellen (näheres hierzu ist unter [11] zu finden).

Im Folgenden wird der Druckprozess am Form 2 beschrieben: Die zuvor mit *Netfabb* erstellten Modelle wurden zunächst als STL-Dateien exportiert. Diese wurden im Anschluss mit PreForm (Version 2.2.0) bearbeitet (Abb. 16). Die 3 Modelle wurden zunächst manuell ausgerichtet, um einen optimalen Druck zu gewährleisten und die Anzahl von Überhängen während des Druckvorganges zu minimieren (Abb. 18 und 19). Die Stützen wurden automatisch mit PreForm erstellt. Unter der Einstellung *Stützstrukturen* (Abb. 17) lässt sich die Dichte und Berührungspunktgröße der Stützen einstellen. Auch besteht die Möglichkeit, interne Stützstrukturen zu erstellen. Diese durchdringen die inneren Strukturen eines hohlen 3D Modells. Im Anschluss kann die so erstellte Szene an den Drucker übertragen werden, dies ist per USB-Verbindung oder per W-Lan möglich. Als Harz wurde *Clear V4 (FLGPCL04)* gewählt, da dieses Harz optisch durchsichtig erscheint. Daher bietet es eine optimale Handhabung bei der Befüllung der Modelle mit Flüssigkeiten, da Luftblasen visuell lokalisiert und beseitigt bzw. vermieden werden können.

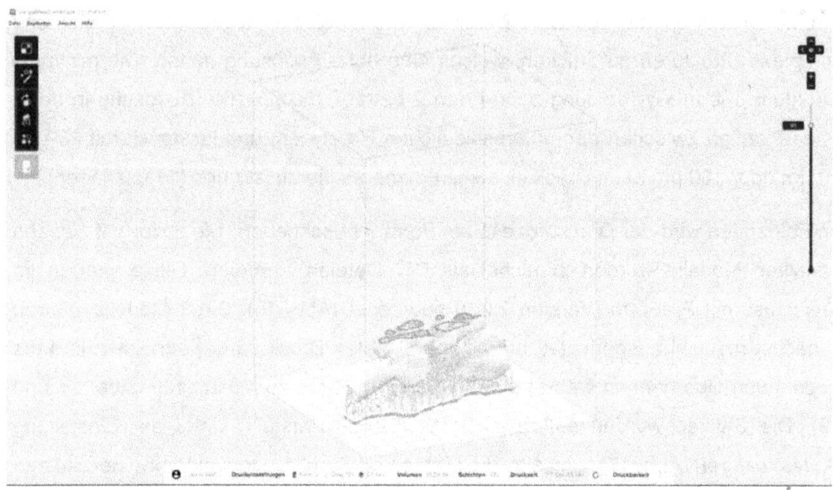

Abbildung 16: Benutzeroberfläche von PreForm. Im Zentrum befindet sich die graphische Darstellung der Bauplattform. Der große Kasten stellt den für den Druck zur Verfügung stehenden Bereich dar.

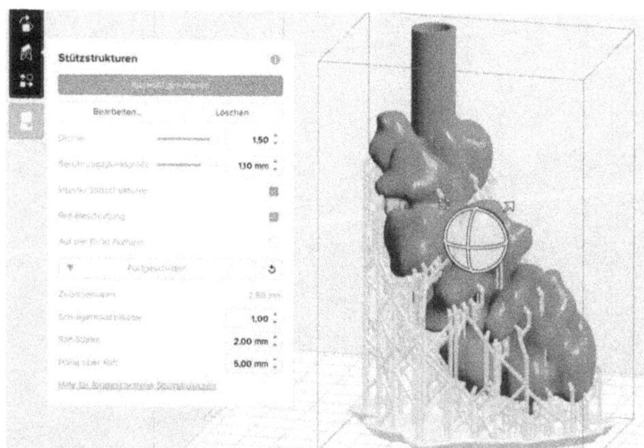

Abbildung 17: Optionen zur Erstellung von Stützstrukturen (links). Daneben sieht man das Modell (blau) mit den so erstellten Stützen (transparent). Die 3D Modelle lassen sich per Drag-and-Drop auf der Plattform orientieren (Kreis symbolisiert Drag-and-Drop Knopf).

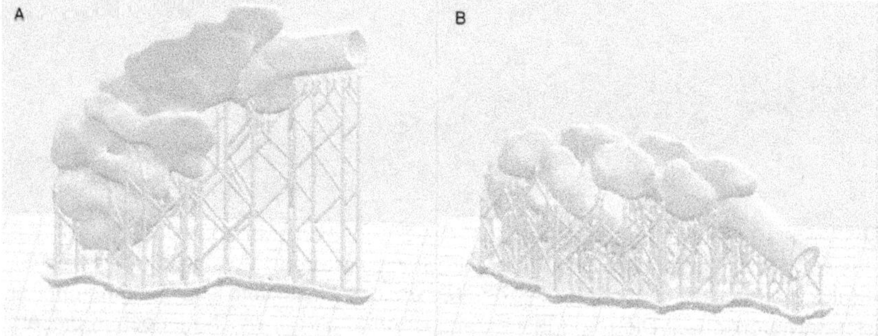

Abbildung 18: Verschiedene Orientierungen des Medulla-Kompartiments zur Veranschaulichung von Überhängen. A: Inneres Kompartiment mit Stützstrukturen. Die rot unterlegten Flächen zeigen Überhänge an, welche unter Umständen nur fehlerhaft gedruckt werden können. B: In dieser Ansicht ist das gleiche Modell besser orientiert, um möglichst wenige Überhänge und damit eine perfekte Druckbarkeit zu erreichen.

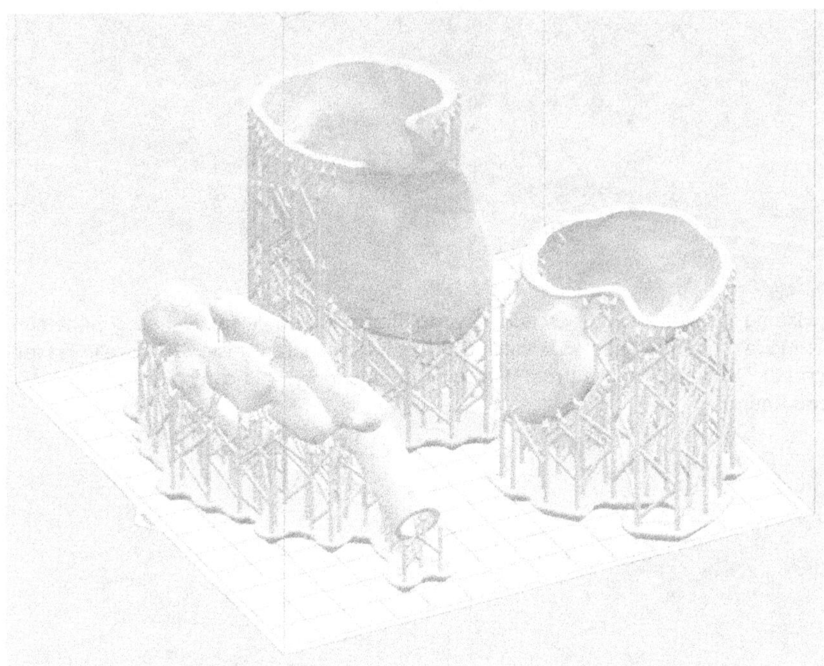

Abbildung 19: Anordnung der für den Druck positionierten 3D-Modelle auf der virtuellen Druckplattform in PreForm mit Stützstrukturen. Von links nach rechts: Medulla mit Befüllöffnung, oberer Teil des Nierenkortex („auf dem Kopf"), sowie unterer Teil des Nierenkortex. Die rote Fläche zeigt Überhänge an, welche jedoch in diesem Fall druckbar waren.

2.7 Veredelung der 3D-gedruckten Komponenten

2.7.1 Waschen der Drucke in Isopropanol

In den folgenden Abschnitten wird der Waschvorgang im genaueren beschrieben und zwischen manueller und automatisierter Waschung differenziert.

Nach erfolgreich beendetem Druck wird die Druckplattform aus dem Drucker entnommen. Um überschüssiges Harz zu entfernen, welches sich beim Druckvorgang angelagert hat, ist das Waschen der gedruckten Komponenten obligat. Der Hersteller empfiehlt als Lösungs- und Einweichmittel Isopropanol, damit eine optimale Weiterverarbeitung der Modelle möglich ist. Formlabs empfiehlt dafür den Gebrauch einer mindestens 90-prozentigen IPA[14]-Lösung. Für die Bearbeitung der Modelle dieser Arbeit wurde eine IPA-Lösung mit 99,9% Konzentration verwendet. Die Drucke wurden dabei im *Form Kit* (Abb. 20) von Formlabs für die durch Formlabs empfohlene Dauer von 10 Minuten (Harz des Typs *Clear V4)* manuell eingeweicht und gespült. Das *Finish Kit* besteht aus 2 Becken, die mit IPA gefüllt werden, sowie einem Set aus Werkzeugen. Die manuelle Reinigungsmethode eignet sich besonders für hohle und komplexe Druckkomponenten, da diese Strukturen mit besonderer Sorgfalt gespült werden müssen, um überschüssiges Harz zu entfernen. Bei IPA ist ein ordnungsgemäßer und sicherer Umgang nötig. Hierzu zählen Sicherheitsbekleidung und ein belüfteter Raum. Bei häufigem Waschen von Drucken steigt die Harz-Konzentration im IPA an, mit zunehmender Harzkonzentration kann das Ergebnis der gewaschenen Drucke durch Ablagerungen negativ beeinträchtigt werden. Es können sich Trübungen und Schlieren auf dem Material abzeichnen. Um diesem Effekt vorzubeugen empfiehlt es sich, die IPA-Lösungen nach häufigem Gebrauch regelmäßig zu ersetzen und die IPA-Konzentration mittels Aräometer zu messen.

[14] Isopropanol

Neben der zuvor beschriebenen manuellen Methode bietet Formlabs mit der *Form Wash* eine automatisierte Lösung an (Abb. 21). Bei diesem Gerät können die Modelle unmittelbar nach dem Druck mit der Druck-Plattform oder in einem Spülkorb in das Gerät gesetzt werden und die Spülzeit kann am Gerät eingestellt werden. Nach erfolgter Spülung fährt das Gerät die Drucke aus dem IPA-Bad heraus und lässt diese Abtropfen, wie in Abbildung 21 zu sehen ist. Dieser Vorgang eignet sich besonders für Drucke mit großen Oberflächen, komplexe Strukturen mit Hohlräumen werden hingehen auf diese Weise nicht effektiv gespült.

Nach abgeschlossener Waschung der Modelle wurden diese für mindestens 60 Minuten bei Raumtemperatur gelagert, um ein vollständiges Entweichen der IPA-Rückstände zu erreichen und anschließend die UV-Härtung durchführen zu können [12-14].

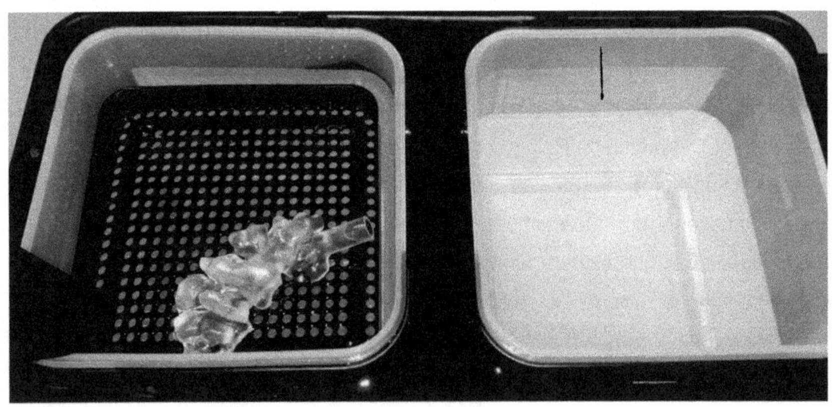

Abbildung 20. Darstellung der manuellen Waschung eines Nierenmodells (Nierenmark) im *Finish Kit* mit Isopropanol-Lösung.

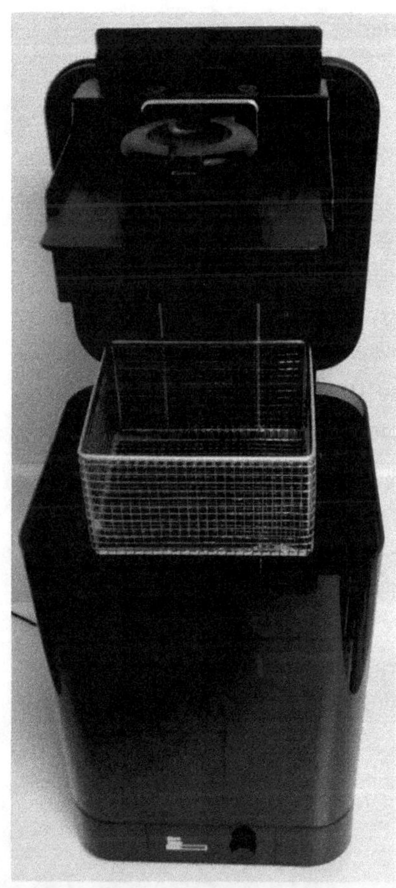

Abbildung 21. *Form Wash* zur automatischen Waschung der Drucke in IPA.

2.7.2 Aushärtung der Drucke mit UV-Strahlung

Eine Nachhärtung der 3D-Druckteile wird von Formlabs für die meisten Harze empfohlen. Die Harze benötigen auf Grund ihrer verschiedenen Materialzusammensetzung unterschiedliche Nachhärtezeiten. Erst durch die Härtung erreichen die Materialien ihre optimalen mechanischen Eigenschaften. Für die hergestellten Phantommodelle wurde ausschließlich das Harz *Clear V4 (FLGPCL04)* verwendet. Die Empfehlung von Formlabs für das Harz des Typs *Clear V4* für eine maximale Aushärtung beträgt 30 Minuten bei einer Temperatur von 60°C. Die Drucke wurden bei einer Temperatur von 60°C und unter UV-Strahlung mit einer Wellenlänge von 405 nm mit Hilfe der Härtekammer Formlabs *Form Cure* (Abb. 22) 60 Minuten lang ausgehärtet. Aufgrund der komplexen Geometrie der 3D-Druckkomponenten wurde nach 30 Minuten Aushärtezeit der Härteprozess pausiert, damit die Modelle umorientiert bzw. gedreht werden konnten, nach der Orientierung wurde der Prozess mit den vorherigen Geräteeinstellungen fortgeführt. Die Umorientierung der Modelle diente dazu, die Drucke von allen Seiten gleichmäßig auszuhärten. Alle Modelle wurden mit den kompletten Stützstrukturen gehärtet, um einer eventuellen wärmebedingten Deformation durch den Härteprozess vorzubeugen. Nach beendeter Aushärtung konnten die Modelle in weiteren Schritten weiterverarbeitet werden, teilweise wurden dafür einige Stützstrukturen entfernt, um das Verkleben der Modelle zu ermöglichen bzw. zu erleichtern [15-17].

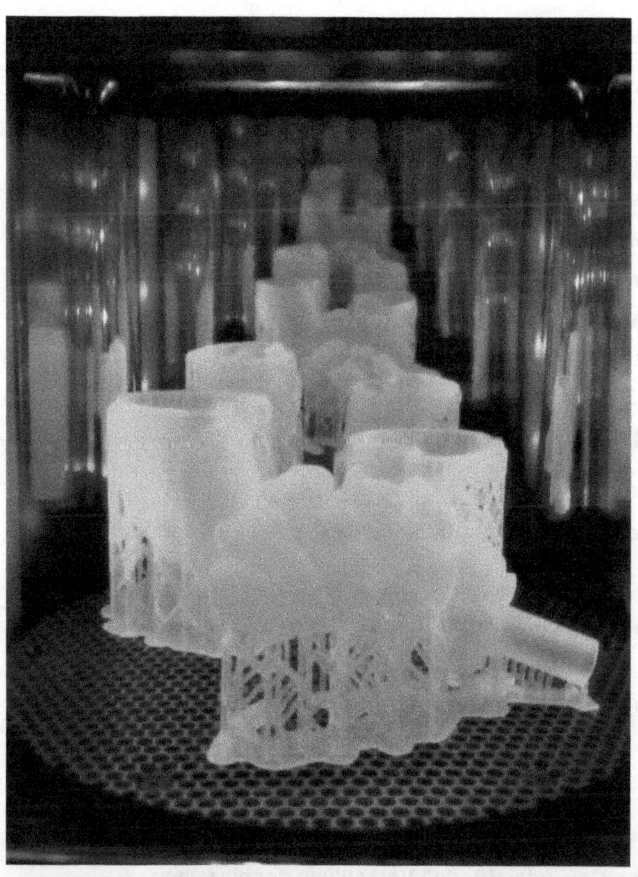

Abbildung 22: Druckkomponenten unter UV-Strahlung und Temperatureinwirkung innerhalb des Gerätes *Form Cure*.

2.7.3 Zusammenkleben der einzelnen Komponenten

Die einzelnen Komponenten wurden zunächst orientiert und Mithilfe eines Zwei-Komponenten Epoxidharzklebers verklebt. Die Zusammensetzung der Modelle erfolgte dabei manuell. Zunächst wurde das innere Kompartiment in den vorgesehenen Einsatz im oberen Teil des äußeren Kompartiments gesetzt. Der Einsatz wurde zuvor mit Epoxidharzkleber bestrichen. Im Anschluss wurde der untere Teil im Bereich der Verstärkung mit dem oberen Teil des äußeren Kompartiments verklebt. Dazu wurden die Schnittflächen mit Kleber versehen. Nach dem Einkleben wurde das Modell für 24 Stunden bei Zimmertemperatur gelagert, um eine vollständige Aushärtung zu ermöglichen.

2.7.4 Einbringung von Gewinden für die Befestigung des Phantoms

In die Befestigung wurde eine Einleimmuffe der Größe M6 aus Polyamid mit den Maßen 10 mm × 11 mm eingebracht. Diese wurde mit einem wasserbeständigen Epoxidharzkleber eingeklebt. Die Aussparung der Muffe besitzt einen inneren Durchmesser von 11,1 mm. Nach dem Einkleben wurde das Modell für 24 Stunden bei Zimmertemperatur gelagert um eine vollständige Aushärtung zu gewährleisten.

2.7.5 Einbringung von Gewinden für den Verschluss der einzelnen Kompartimente

In die Verschlussrohre wurden Einleimmuffen der Größe M4 aus Polyamid mit den Maßen 8 mm × 8 mm eingebracht. Diese wurden wie zuvor in die Befestigungsgewinde mit Hilfe eines wasserbeständigen Epoxidharzklebers eingeklebt. Der innere Durchmesser der Befüllungsrohre beträgt 9 mm. Um den optimalen Innendurchmesser für den Einsatz des inneren Kompartiments zu ermitteln und somit eine adäquate Passgenauigkeit zu gewährleisten, wurden vorab Testzylinder gedruckt. Nach dem

Einkleben wurde das Modell für 24 Stunden bei Zimmertemperatur gelagert, um eine vollständige Aushärtung sicherzustellen.

2.8 Qualitätskontrolle des hergestellten Phantoms

2.8.1 Dichtheitsprüfung

Um die Dichtheit der Modelle zu gewährleisten, wurden diese mit Wasser befüllt und über 24 Stunden gelagert. Anschließend wurde mit Hilfe von Wischproben an der Phantomhülle getestet, ob Flüssigkeit herausgelaufen ist. Außerdem wurde das innere Kompartiment in einem weiteren Test mit einem Lebensmittelfarbstoff versehen, um Undichtheiten zwischen den beiden Kompartimenten beurteilen zu können.

2.8.2 Vergleich von theoretischen und tatsächlichen Füllvolumina der einzelnen Kompartimente

Die nominellen Füllvolumina der Kompartimente wurden mittels der Software *Netfabb* theoretisch bestimmt. Die tatsächlichen Volumina wurden nach der Veredlung der Phantome durch manuelle Befüllung der Modelle mit Wasser bestimmt. Hierzu wurde das innere Kompartiment gesondert gedruckt und das Leergewicht mittels einer Präzisionswaage (PCB 3500-2, Kern & Sohn GmbH) bestimmt (inklusive der Verschlussschraube). Im Anschluss wurde das Kompartiment mit Wasser befüllt und wieder das Gewicht gemessen. Aus der Differenz der Volumina wurde das tatsächliche Füllvolumen errechnet. Um das Volumen des äußeren Kompartiments zu bestimmen wurde das gesamte Modell gewogen, um das Leergewicht zu ermitteln (inklusive der Verschlussschrauben). Im Anschluss wurde das äußere Kompartiment mit Wasser befüllt und wieder das Gewicht ermittelt. Aus der Differenz der Gewichte wurde das tatsächliche Füllvolumen bestimmt.

2.9 SPECT/CT-Messung des hergestellten Phantoms

Nach erfolgreicher Dichtheitsprüfung wurde abschließend eine SPECT/CT Messung durchgeführt: Zunächst wurde der Kortex mit einer Gesamtaktivität von 62,6 MBq befüllt (gelöst in 0,1-molare HCl-Lösung mit inaktivem Lutetium [10 µg/g]). Die Medulla wurde mit der gleichen (inaktiven) Lösung befüllt und blieb somit zunächst ohne Aktivität. Im Anschluss an die erste SPECT/CT-Messung (Parameter siehe weiter unten) erfolgte eine zweite Messung, wobei die Medulla nun zusätzlich mit 10,4 MBq befüllt wurde, während der Kortex unverändert blieb (62,6 MBq). Die Aktivitäten wurden mit einem Aktivimeter (VDC-405 mit VIK-202 Ionisationskammer, Comecer SpA) gemessen. Beide angegebenen Aktivitäten sind zerfallskorrigiert auf den Zeitpunkt der Aktivitätsmessung für die erste Befüllung.

Folgende Einstellungen wurden für die Messung verwendet: Symbia Intevo Bold SPECT/CT (Siemens Healthineers), 9.5 mm Kristalldicke, Mittelenergie-Kollimator, 180° Detektor-Einstellung, automatische Konturerkennung, Step-and-Shoot-Modus, 60 Winkelschritte à 30 s, 256x256 Matrix, 3 Energiefenster (Haupt-Photopeak mit 208 keV [20%] sowie 2 Streustrahlen-Fenster [jeweils 10%]). Nach der SPECT/CT-Messung wurde ein Niedrigdosis-CT für die Schwächungskorrektur aufgenommen (130kVP, 512x512 Matrix, 1,0 x 1,0 x 3,0 mm Auflösung).

Da die SPECT/CT Messung jedoch nicht das Ziel dieser Arbeit war, wird für nähere Informationen zu Befüllung, Messung und Rekonstruktion auf [9] verwiesen.

3. Ergebnisse

3.1 3D-Druck mit dem Stereolithografie-Verfahren

Nach einigen Tests wurde der finale Druck mit einer z-Auflösung von 100 µm durchgeführt. Die angegebene Druckzeit betrug ca. 6 Stunden. Diese von *PreForm* berechnete Druckzeit kann jedoch in der Realität gravierend abweichen, was wiederum zu bis um 50% längeren Druckzeiten führen kann. Der Druck wurde daher meist über Nacht durchgeführt. Es wurden keine internen Stützstrukturen zugelassen, da diese die Füllvolumina der einzelnen Kompartimente verringert hätten, da sie in der Nachbearbeitung nicht zu entfernen gewesen wären. Nach erfolgreicher Beendigung des Druckes wurden die Modelle wie in Abschnitt 2.7 beschrieben veredelt. Im Folgenden werden einige individuelle Erfahrungen und erarbeitete Feinheiten beschrieben.

3.2 Veredelung der 3D-gedruckten Komponenten

Die Veredelung der gedruckten Komponenten bestand aus folgenden Schritten, die Ergebnisse werden in folgenden Abschnitten aufgezeigt.

- Waschen der Drucke in Isopropanol
- Aushärtung der Drucke mit UV-Strahlung
- Zusammenkleben der einzelnen Komponenten
- Einbringung von Gewinden für die Befestigung des Phantoms
- Einbringung von Gewinden für den Verschluss der einzelnen Kompartimente

Die manuelle Spülung der Drucke erfolgte mittels des *Finish Kit*. Zusätzlich wurden im Rahmen dieser Arbeit die Hohlräume mit Hilfe von Spritzen mit IPA ausgespült, um eine bessere Aufnahme von IPA und damit eine optimale Entfernung des Harzes in den Hohlräumen zu gewährleisten.

Nach erfolgreicher UV-Härtung konnten die Modelle zusammengeklebt werden. Die folgenden Abbildungen 23 bis 26 zeigen die einzelnen Druckkomponenten während des Fertigungsprozesses sowie das fertige Modell.

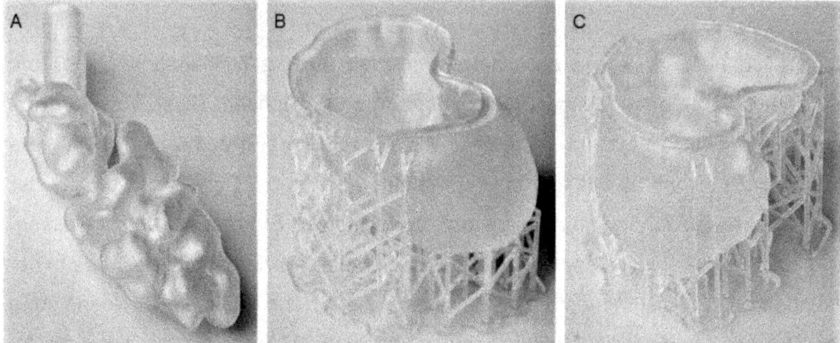

Abbildung 23: Gedruckte Komponenten nach Waschung und UV-Härtung. A: Medulla mit Befüllrohr (die Stützen wurden bereits entfernt). B: Unterer Teil des äußeren Kompartiments mit Stützen. C: Oberer Teil der äußeren Hülle mit Stützstrukturen.

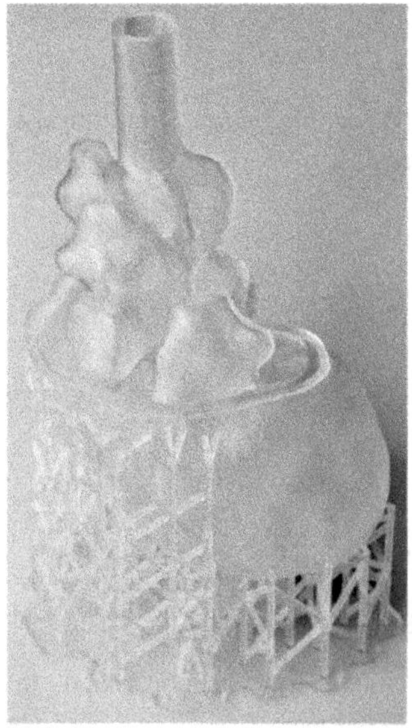

Abbildung 24: Medulla in unterem Teil des äußeren Kompartiments.

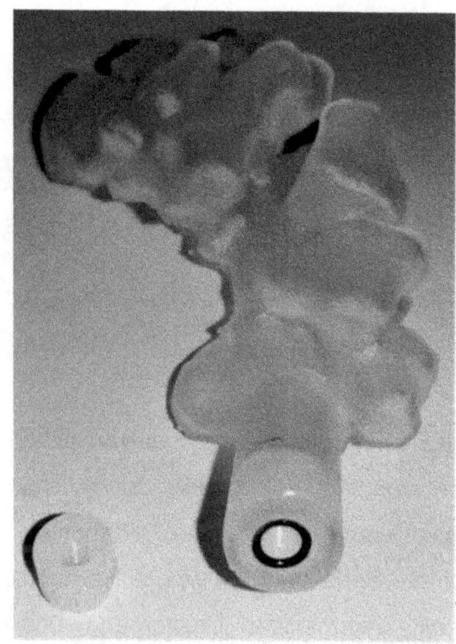

Abbildung 25: Links: Zusammengeklebtes Modell. Rechts: Einzelne Medulla.

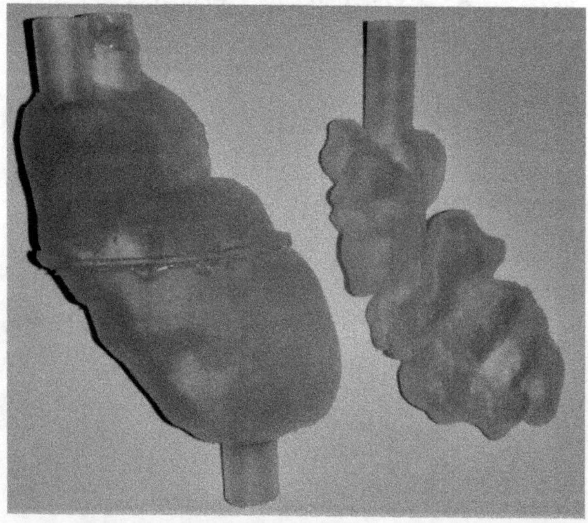

Abbildung 26: Von links nach rechts: Gewinde der Größe M4, daneben das bereits mit einem Gewinde verklebte medulläre Kompartiment Dichtungs O-Ring.

3.3 Qualitätskontrolle des hergestellten Phantoms

Die Qualitätskontrolle der gedruckten und veredelten Komponenten bestand aus den folgenden Schritten. Die Ergebnisse werden in folgenden Abschnitten aufgezeigt.

- Dichtheitsprüfung
- Vergleich von theoretischen und tatsächlichen Füllvolumina der einzelnen Kompartimente

Nach den ersten Probedrucken sowie der Lackierung mit Epoxidharz gab es vereinzelt noch undichte Stellen. Diese Schwachstellen konnten durch eine zusätzliche Beschichtung des Modells mit Acryllack geschlossen werden. Nach dieser Behandlung wurden die Phantome für dicht befunden. Durch die Beobachtung des befüllten und verschlossenen Modells über 24 Stunden mit mehrmaliger Umlagerung und zwischenzeitlichem manuellen Schütteln des Modells, wurde dies sichergestellt.

Bauteil	**Leergewicht (g)**	**Gewicht befüllt mit Wasser (g)**	**Füllvolumen (ml)**
Inneres Kompartiment	13,64	38,09	24,45
Gesamtes Modell	37,34	101,27	63,93

Tabelle 1: Gewichte des Druckmodells sowie dessen Füllvolumina. Alle Volumina wurden auf 2 Nachkommastellen in Gramm angegeben.

Modell	**Volumen mittels Netfabb** bestimmt **(ml)**	**Reales Füllvolumen (ml)**	**Abweichung (ml)**	**Prozentuale Abweichung**
Inneres Kompartiment	23,35	24,45	-1,10	-4,71%
Äußeres Kompartiment	65,05	63,93	1,12	1,72%

Tabelle 2: Vergleich der nominellen mit den tatsächlich gemessenen Volumina.

Die in Tabelle 2 ersichtlichen, tatsächlich gemessenen Volumina weichen nur geringfügig von den in *Netfabb* bestimmten Volumina ab. Die Abweichung liegt unter 5%.

3.4 SPECT/CT-Messung des hergestellten Phantoms

Ein Vergleich der Patientenaufnahme mit der Messung des Phantommodells (Darstellung in 3D Slicer) zeigt vergleichbare Aktivitätsverteilungen. Die folgenden Abbildungen zeigen die Aktivitätsverteilung der SPECT/CT-Messung des Nierenphantoms mit Aktivität (Lu-177) in beiden Kompartimenten im Vergleich zur Patientenmessung.

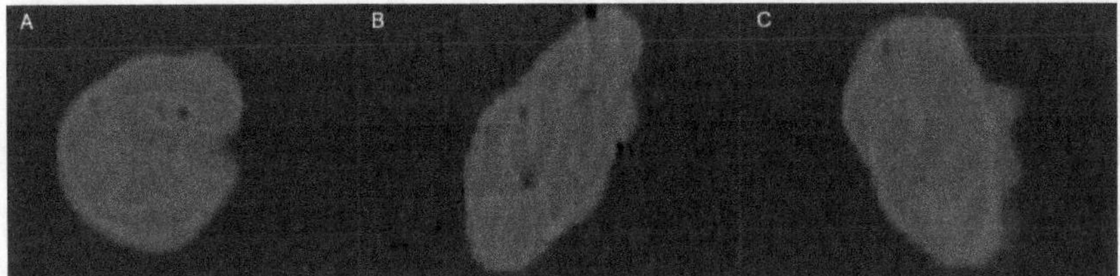

Abbildung 27: Aktivitätsverteilung im Phantommodell (rechte Niere) ohne Filterung. A: Transversale Ebene. B: Sagittale Ebene. C: Koronale Ebene.

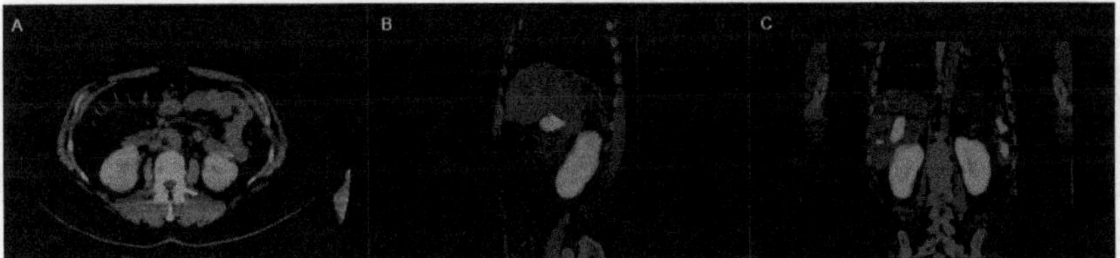

Abbildung 28: SPECT/CT Messung ohne Filterung. Aktivitätsverteilung im Patienten innerhalb beider Nieren. Zudem ist Aktivität oberhalb der Nieren in Bildausschnitt B und C zu sehen. A: Transversale Ebene. B: Sagittale Ebene. C: Koronale Ebene.

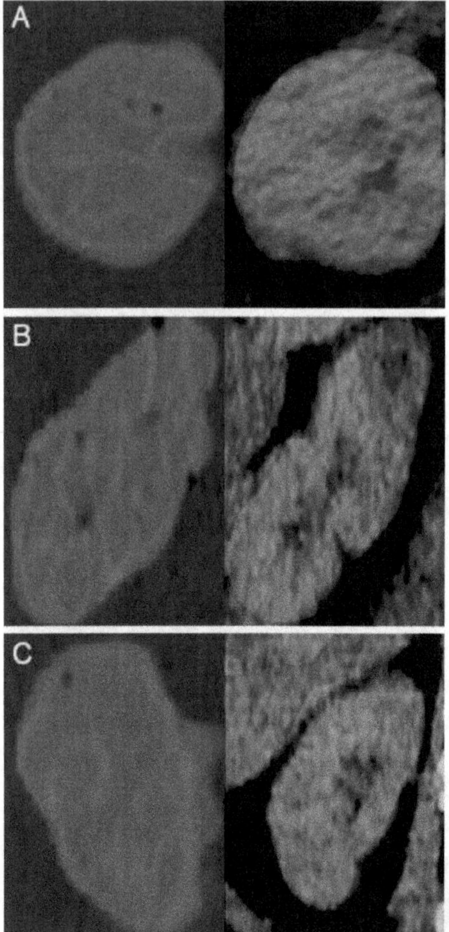

Abbildung 29: Vergleich der Aktivitätsverteilung der SPECT/CT-Messungen des Phantommodells (links) und der rechten Patientenniere (rechts). A: Transversale Ansicht. B: Sagittale Ansicht. C: Koronale Ansicht (Screenshots aus 3D Slicer).

4. Diskussion

Die Bearbeitung medizinischer Bilddaten mittels der Software *3D Slicer* eignete sich für eine intuitive und unkomplizierte Segmentierung der Nierenvolumina. Sowohl der Zuschnitt der Bilddaten als auch der Registrierungsprozess ließen sich mit *3D Slicer* durchführen. Der Segmentierungsprozess lässt sich durch einen versierten Anwender nach einer gewissen Einarbeitungszeit unproblematisch durchführen. Die hier beschriebene Segmentierungsmethode beschreibt nur eine Möglichkeit der Durchführung. Durch die *Paint*-ähnliche Oberfläche lassen sich die Nierenvolumina auch mit anderen Methoden segmentieren, die unter 2.2 beschriebene Methode erwies sich jedoch als besonders praktikabel. Auch die Differenzierung der anatomischen Strukturen in einer mehrphasigen CT Aufnahme gestaltete sich für einen erfahrenen Nutzer problemlos. Jedoch benötigt der Anwender Kenntnisse über die Anatomie der Niere, auch sollte der Segmentierungsprozess zuvor mehrmals durchgeführt worden sein, um die anatomischen Strukturen sicher abgrenzen zu können. In einer früheren Projektarbeit konnte dies mittels eines Tests der Intraobserver-Variabilität gezeigt werden (näheres hierzu unter [18]). Auch der Export der segmentierten 3D-Modelle im STL-Format war problemlos möglich.

In der Umwandlung der 3D-Modelle zu einem druckbaren Nierenphantom wurde die Software *Netfabb Premium 2019* ausgewählt. Alle weiteren Bearbeitungsschritte in der Gestaltung der Modelle waren mit dieser Stand-alone Software möglich. Um den adäquaten Durchmesser der Verschlussrohre und der Befestigung zu ermitteln und die Passgenauigkeit der Bauteile beim Kleben zu gewährleisten, wurden zunächst Testzylinder gedruckt (Design: *Netfabb*). Der Druck der Testzylinder war nötig, da die gedruckten Teile sich in der Regel durch den Härteprozess minimal verkleinerten. Mittels Boolescher Operatoren (Subtraktion, Addition, Intersektion) konnten die Modelle unkompliziert verändert werden.

Als Nachteil der Software stellten sich jedoch die hohen Hardware Anforderungen heraus. So war es beim Versuch, komplexe Gitterstrukturen, welche als interne Stützen dienen sollten, einzubauen, nicht möglich, eine Boolesche Addition durchzuführen. Dies war der Fall, obwohl der hierfür verwendete Rechner (CPU-Typ: Intel®Core i7 1.8 GHz; Arbeitsspeicher: 16 GB RAM; Grafikkarte: NVIDIA® GeForce® MX 130) die von Autodesk genannten Hardware-Mindestanforderungen (CPU-Typ: Intel® Core i5 2.8+ GHz; Arbeitsspeicher: 8 GB RAM; Grafikkarte: Dedizierte Grafikkarte mit 2 GB und OpenGL 3.3-Unterstützung) deutlich überschritt. Ein Grund dafür ist sicherlich, dass die Software die Hardware des Rechners nicht optimal ausnutzt. Bei dem Versuch beispielsweise, die Gitterstruktur mit den Nierenmodellen zu verbinden, führte die vollständige Auslastung des Arbeitsspeichers zum Abbruch des Prozesses. Außerdem lastete die Software hier nur eine der 4 CPUs des Rechners komplett aus, und auch die GPU wurde nicht vollständig ausgelastet. Dies lässt eventuelle Rückschlüsse auf ein fehlerhaftes Ressourcenmanagement der Anwendung zu. Auch durch Herabsetzen der Auflösung der Nierenmodelle durch eine Modifizierung der Mesh-Strukturen konnte das Gitter aus Speichergründen nicht mit dem Nierenmodell vereinigt werden. Das Hinzufügen der Einfüllrohre und der Befestigung war jedoch mittels Boolescher Operation problemlos möglich. Jedoch war es möglich, eine Boolesche Operation nachzuahmen: Durch das gemeinsame Exportieren der zu überlagernden 3D Modelle konnte der Effekte einer Booleschen Addition nachgeahmt werden. Die so exportierten, überlagerten Modelle wurden als STL Dateien aus *Netfabb* exportiert. Durch anschließendes Öffnen der Dateien in der Druckersoftware *PreForm* werden diese überlagerten Modelle dann wie eine Datei behandelt und ein Druck ist problemlos möglich.

Die anschließende Bearbeitung und Erstellung der Stützen in *PreForm* zum Druck der Komponenten gestaltete sich als unkompliziert. Die Bedienbarkeit und einfache Handhabung lässt sich mit einem konventionellen Drucker vergleichen. Nach dem Übertragen der Druckdateien kann der Drucker bis zur Vollendung des Druckes unbeaufsichtigt gelassen werden. Der Druck wurde mit einer z-Auflösung von 100 µm durchgeführt, da eine hohe Auflösung einen höheren Zeitaufwand benötigt. Zudem erhöht sich das Fehlerrisiko durch die Erhöhung der Schichtzahl. Auch aufgrund der vorherrschenden Ungenauigkeiten in der SPECT/CT-Messung würde eine höhere Auflösung im Modell nicht zum Tragen kommen. Vor Druckbeginn sollte daher entschieden werden ob eine höhere Auflösung Vorteile im Ergebnis bietet.

Nach vollendetem Druck sollten die gedruckten Objekte mit Vorsicht von der Bauplattform entfernt werden. Dies Bedarf einer gewissen Übung. Es sollte möglichst versucht werden, die Stützstrukturen bei der Entfernung von der Plattform zunächst zu erhalten, da diese für eine gewisse Stabilität in der weiteren Veredelung der Modelle sorgen.

Nach Entfernung der Modelle von der Bauplattform wurden diese nach Herstellerangabe veredelt. Zunächst erfolgte die Waschung der Modelle mit Isopropanol. Es wurde die manuelle Methode ausgewählt, da diese sich am besten für hohle Druckkomponenten eignete. Zwar bietet das Gerät *Form Wash* eine für den Bediener angenehme und automatisierte Waschung der Modelle an, jedoch würde dies bei hohlen Strukturen nur zu einer Reinigung der Oberflächen führen. Das In *Form Wash* zirkulierende IPA erreicht nur die äußere Oberfläche, Harzrückständen konnten somit nicht vollständig aus dem befüllbaren Hohlraum der Modelle entfernt werden. Hingegen konnten mittels manueller Waschung die Modelle auch in den Hohlräumen effektiv gereinigt werden. Mittels mit IPA-befüllter Spritzen konnte ein gewisser Druck aufgebracht werden, um die Hohlräume der Druckkomponenten durchzuspülen. Dieser Prozess wurde mehrmals hintereinander angewendet, zudem wurden die befüllten Modelle manuell geschüttelt, um eine vollständige Reinigung zu bewirken. Für das verwendete Harz *Clear V4* empfiehlt Formlabs nicht zwingend eine UV-Härtung. In der praktischen Anwendung erwies sich diese jedoch als obligat. Bei fehlender Nachhärtung besitzen die Druckkomponenten nicht ihre vorgesehenen Materialeigenschaften, zudem besaßen ungehärtete Drucke eine klebrige Haptik, welche sich als nicht praktikabel für die Befüllung der Modelle erweist. Alle Modelle mussten somit ausgehärtet werden. Eine Erhöhung der Standard Aushärtung von 30 Minuten auf 60 Minuten, wirkte sich basierend auf den Erfahrungen dieser Arbeit positiv auf die Materialeigenschaften des Modells aus.

Das Zusammenkleben der Modelle erwies sich in der praktischen Umsetzung als unproblematisch. Mittels des verwendeten Epoxidharzklebers konnten die Modelle noch einige Minuten in ihrer Lage zueinander korrigiert werden. Auch das Einkleben der Gewinde in die Verschlussrohre und die Befestigung erwiesen sich als unproblematisch.

Nach dem Kleben und Aushärten wurde das Modell mit einer glänzenden Acryllack Schicht versehen. Die Beschichtung des Modells erwies sich in der Dichtheitsprüfung von Vorteil. Zum einen konnten minimale Undichtigkeiten beseitigt werden, zum anderen wurde das Modell in seiner Optik durchsichtiger, somit konnten sich Luftblasen, welche bei der Befüllung entstanden, besser in beiden Kompartimenten lokalisiert und teilweise entfernt werden. Dies war besonders im Kompartiment des Kortex möglich. Im medullären Kompartiment ist durch die anatomisch unregelmäßige Struktur und die zahlreichen Überhänge eine luftblasenfreie Befüllung kaum möglich.

Diese Problematik könnte bei weiteren Versuchen durch eine Glättung des medullären 3D-Modells behoben werden. Auch Überhänge könnten so verringert werden, jedoch geht dies mit einer veränderten Geometrie einher. Die geglätteten Modelle wären zudem leichter druckbar, jedoch würden diese je nach durchgeführter Glättung und deren Ausmaß von der Segmentierung abweichen. In zukünftigen Untersuchungen könnten die Auswirkungen von Glättungen der Segmentierungen genauer quantifiziert werden.

Die durchgeführte SPECT/CT-Messung ist visuell vergleichbar mit der Patientenmessung. Jedoch gibt es auch Abweichungen (zu sehen beispielsweise in Abb. 29C). Dieser Unterschied zwischen der Patientenmessung und der Phantommessung könnte u.a. darauf zurückzuführen sein, dass sich die Lage der einzelnen Organe in Relation zueinander zwischen den im zeitlichen Abstand von rund zwei Monaten durchgeführten CTs verändern kann (Abb. 30 zeigt zur Veranschaulichung beide CTs übereinandergelegt). Auch unterschiedliche Atembewegungen des Patienten während der Bildakquisition können die Registrierung der beiden Nieren erschweren. In Zukunft könnte diese noch weiter verbessert werden, um eine genauere Modellierung der klinischen Messung zu erhalten (um z.B. eine Validierung der Quantifizierung vornehmen zu können). Zudem könnten weitere Verhältnisse in den Aktivitätsverteilungen zwischen den beiden Kompartimenten getestet werden.

Mithilfe des 3D-Druckverfahrens könnten auch elastische 3D-Druckmodelle erstellt werden, mithilfe derer sich eventuell neue Möglichleiten in der Erstellung von Phantomen ergeben könnten. Hierzu wären jedoch weitere Untersuchungen in Bezug auf Dichte und Schwächungsverhalten des Materials notwendig.

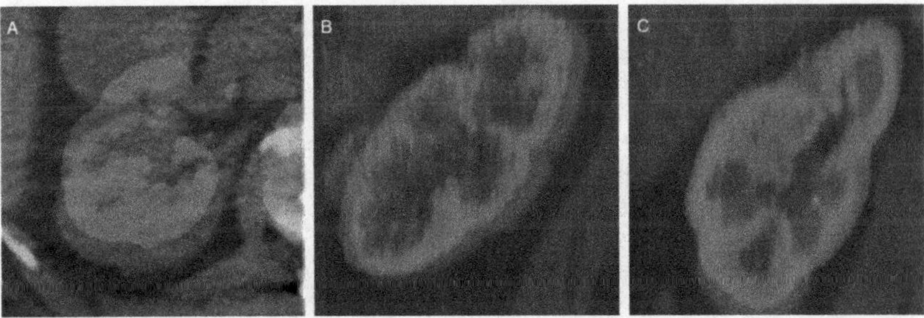

Abbildung 30: Darstellung des Mismatches zwischen Schwächungs-CT (Grauskala) und der registrierten, venösen CT-Aufnahme, welche 2 Monate zuvor aufgenommen wurde (rote Farbskala). A: Transversale Ansicht. B: Sagittale Ansicht. C: Koronale Ansicht (Screenshots aus 3D Slicer).

5. Literaturverzeichnis

1. Bouchet LG et al. MIRD Pamphlet No 19: absorbed fractions and radionuclide S values for six age-dependent multiregion models of the kidney. J Nucl Med. 2003;44(7):1113-47.

2. Cherry S et al. Physics in Nuclear Medicine, 4. Auflage, Saunders/Elsevier Science, Oxford 2012.

3. Erlandsson K et al. A review of partial volume correction techniques for emission tomography and their applications in neurology, cardiology and oncology. Phys Med Biol. 2012;57(21):119-59.

4. Bodei L., et al. The joint IAEA, EANM, and SNMMI practical guidance on peptide receptor radionuclide therapy (PRRNT) in neuroendocrine tumours. Eur J Nucl Med Mol Imaging, 2013;40(5):800-16

5. Tran-Gia J. et al. Design and Fabrication of Kidney Phantoms for Internal Radiation Dosimetry Using 3D Printing Technology. J Nucl Med, 2016;57(12):1998-2005.

6. Fedorov A. et al. 3D Slicer as an Image Computing Platform for the Quantitative Imaging Network. Magn Reson Imaging, 2012;30(9):323-41.

7. Slicer 4.10.1 released, http://www.slicer.org, Zugriff am 28.03.2019

8. Segment editor, http://slicer.readthedocs.io/en/latest/user_guide/module_segmenteditor.html, Zugriff am 28.03.2019

9. Tran-Gia J. et al. Optimizing Image Quantification for Lu-177 SPECT/CT Based on a 3D Printed 2-Compartment Kidney Phantom. J Nucl Med, 2017; doi:10.2967/jnumed.117.200170.

10. The Ultimate Guide to Stereolithography (SLA) 3D Printing, https://formlabs.com/blog/ultimate-guide-to-stereolithography-sla-3d-printing/, Zugriff am 28.03.2019

11. What Does Resolution Mean in 3D Printing?, https://formlabs.com/blog/3d-printer-resolution-meaning/, Zugriff am 28.03.2019

12. Washing Prints, https://support.formlabs.com/s/article/Washing-Prints?language=en_US, Zugriff am 28.03.2019

13. Receiving and Setting Up Form Wash, https://support.formlabs.com/s/article/Receiving-and-Setting-Up-Form-Wash?language=en_US, Zugriff am 28.03.2019

14. Form Wash System Overview, https://support.formlabs.com/s/article/Form-Wash-System-Overview?language=en_US, Zugriff am 28.03.2019

15. How Mechanical Properties of Sterolithography 3D Prints are Affected by UV Curing, https://3d.formlabs.com/rs/060-UIG-504/images/How-Mechanical-Properties-of-SLA-3D-Prints-Are-Affected-by-UV-Curing.pdf?mkt_tok=eyJpIjoiWkdJeII6ZGxNMk01WVROaCIsInQiOiJQdmk2XC9JbkpQRnR0d2RSVnFtbmJabDlMZ0VQQjdOeEErQnlvK05aVWE2cEo3R2JmU2JVbUR6TkI5b0pDQm1ZMkIXT21MNWdibXUyU1NjbzFPaWFheW5maHI0bFdVMUEwY2JEdjY3QkhuYmxvSE4wN1BCQ0dFZ3hMZHlMZmVCb2cifQ%3D%3D, Zugriff am 28.03.2019

16. Kloosterboer J. G., Network Formation by Chain Crosslinking Photopolymerization and its Applications in Electronics, Electronic Applications Volume 84 of the series Advances in Polymer Science, Springer Berlin Heidelberg 1988, pp 1–61

17. Decker N., Kinetic Study and New Applications of UV Radiation Curing, Macromolecular Rapid Communications, 2002, 23, No. 18, pp 1067–1093 [3] M. Rubinstein, R.H. Colby, Polymer Physics (Oxford Univ. Press, New York, 2009), Chap. 6

18. Neumayer H., Segmentierung von Patientendaten zur Erstellung von realistischen 3D-Druckmodellen in der Nuklearmedizin am Beispiel der Niere. Projektarbeit am Uniklinikum Würzburg, 2018.

6. Abbildungsverzeichnis

7. Tabellenverzeichnis

Danksagung

Ich möchte mich beim Klinikdirektor Prof. Dr. med. Andreas Buck und dem gesamten Team der Medizinphysik für die Unterstützung bedanken, insbesondere bei meinen Betreuern Dr. rer. nat. Johannes Tran-Gia und Prof. Dr. rer. nat. Michael Laßmann, welche mich in jeder Phase der Arbeit unterstützt haben.

www.ingramcontent.com/pod-product-compliance
Lightning Source LLC
La Vergne TN
LVHW052058160826
845678LV00015B/3284

* 9 7 8 3 3 8 4 3 2 7 4 4 4 *